AF388794

APERÇU

SUR

LA MORVE ET LE FARCIN

A ALGER

PAR

E. BONZOM

Médecin-Vétérinaire,
Membre des Sociétés de Médecine, de Climatologie et d'Agriculture
d'Alger,
Membre honoraire de la Société scientifique du S.-O. de la France,
de la Société Sciences et Arts de Poligny

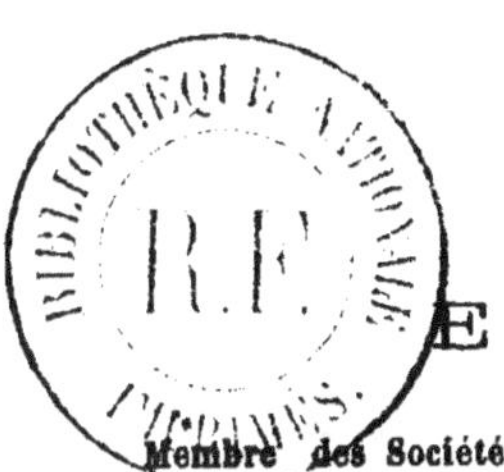

Opposez-vous au mal avant qu'il s'enracine ;
S'il séjourne, il rend vain l'art et la médecine.
BOILEAU.

Prévénir vaut mieux que guérir.

ALGER
IMPRIMERIE DE L'ASSOCIATION OUVRIÈRE, V. AILLAUD ET Cie
Rue des Trois-Couleurs, 19.

1873

APERÇU

SUR

LA MORVE ET LE FARCIN

A ALGER

A NOS LECTEURS

Frappé de la multiplicité des cas de ᴠᴀʀᴄɪɴ et du laisser-aller qui préside aux soins des chevaux infectés , nous avons cru qu'il était de notre devoir de grouper les faits nombreux qu'il nous a été donné de recueillir pendant quatre années d'études constantes, et de les livrer à la publicité avec le résumé des connaissances acquises sur cette maladie, *considérée, à juste titre, comme si dangereuse en France.*

Espérant ainsi éclairer les propriétaires sur la gravité du contage et les mettre en garde contre le danger ; espérant, de plus, obtenir de l'autorité la mise à exécution de mesures, capables de sauvegarder les intérêts privés et l'hygiène publique.

E. B.

APERÇU

SUR

LA MORVE ET LE FARCIN

A ALGER

PREMIÈRE PARTIE

ÉTUDES
MÉDICALES ET CLIMATOLOGIQUES

L'affection *farcino-morveuse* est une altération particulière à l'espèce chevaline que l'on observe avec plus ou moins de fréquence dans tous les pays.

Elle revêt deux formes types : l'une a son siége dans l'appareil lymphatique des voies respiratoires, dans les ganglions internes et en raison de sa position profonde est rarement curable ; elle est désignée en France sous le nom de *Morve*.

L'autre se localise dans les vaisseaux lymphatiques extérieurs ; on la désigne sous le nom de *Farcin*.

Ces deux variétés de la même maladie peuvent exister ensemble, séparément ou successivement chez un même individu.

Une preuve de leur identité, c'est qu'elles peuvent naître l'une de l'autre, c'est-à-dire, que le contage de la morve peut donner lieu au farcin et celui du farcin à la morve.

Dans ce pays, c'est la variété bénigne (*farcin*) qui prédomine et c'est elle qui nous occupera principalement.

Si la connaissance des maladies de nos animaux domestiques est restée, pendant de longs siècles, la proie d'ignorants guérisseurs, des commères, des jeteurs de sorts qui invoquaient l'influence des astres et celle des esprits animaux, les propriétés d'humeurs acres, etc., etc. ; on peut dire que depuis la fondation de nos écoles (1762), la science d'après l'étude, la science d'après les faits, est venue présenter sous leur véritable jour toutes les maladies de nos animaux domestiques.

De nombreux et courageux pioniers se sont livrés aux études les plus ardues pour élever la vétérinaire au niveau des sciences médicales modernes.

C'est à ces sources de l'expérience et du savoir que nous puiserons, concurremment avec nos observations personnelles, pour donner à nos lecteurs un tableau fidèle de la maladie.

Causes. — Tous les auteurs qui ont traité ce sujet sont unanimes pour reconnaître comme causes générales :

1° Les arrêts de transpiration ; 2° les habitations malsaines par leur construction, leur exposition vicieuse, leur aération insuffisante ; 3° la mauvaise nourriture ; 4° le travail exagéré ; 5° l'influence du climat ; 6° l'hérédité ; 7° la contagion.

Nous allons examiner séparément chacune de ces causes et étudier quelle part elles peuvent avoir dans le développement de cette maladie à Alger.

Des habitations. — En général, les écuries sont étroites, mal aérées, mal pavées, à défaut de fumier, les urines y séjournent ; les mangeoires et les rateliers posés, *ad hoc*, depuis des années ne sont jamais nettoyés. Quand l'on pénètre le matin dans ces écuries, on a peine à y respirer, l'atmosphère en est étouffante et chargée de gaz amoniacaux qui impressionnent vivement la gorge et l'odorat.

Nourriture. — Souvent elle est loin de répondre au travail exagéré que certains services exigent de ces généreux auxiliaires. Il nous a été donné de constater que la majeure partie des plantes rentrant dans la composition de certains fourrages étaient à peu près impropres à l'alimentation. Ces foins provenaient de coupes faites soit dans les terrains incultes du Sahel, soit dans le parcours de la Mitidja.

Voici à ce sujet, ce que nous communique M. Chevalier :

« Les pluies de mai et juin sont souvent, en Algérie, la cause d'une altération produite par une moisissure cryptogamique qui s'attache au fourrage, lui imprime une couleur plus brune qu'à l'ordinaire et une action malfaisante, et manifeste sur l'économie du bétail en général, et en particulier sur l'éclosion des maladies qui ont leur siége dans le système lymphatique. »

Ajoutons qu'après 1868, triste année de détresse pour toute l'Algérie, bon nombre de propriétaires ont cru pouvoir impunément remplacer l'orge et l'avoine par une ration correspondante de caroubes (gousse du Caroubier, *Siliqua dulcis*). Nous ne pensons pas que ces dernières puissent offrir autant d'éléments réparateurs que l'orge et l'avoine. Or, pour prouver combien la nourriture peut être cause prédisposante, je rappellerai deux faits : Le premier signalé à la Société centrale de médecine vétérinaire. En 1849, les chevaux du service des eaux clarifiées à Paris furent soumis par leur propriétaire au régime d'un pain de fabrication nouvelle, dont on vantait beaucoup les propriétés nutritives et économiques. Sur 120 chevaux qui composaient l'effectif de l'établissement, plus de la moitié succombèrent en moins d'une année sous le coup de la morve et du farcin. Comme on peut le croire, le malheureux propriétaire ne voulut pas continuer plus longtemps l'expérience de ce régime économique... l'avoine et les fourrages furent repris.

En 1866, le 8e de lanciers, alors en garnison à Libourne (Gironde), fut contraint, par l'intendance militaire, de consommer l'approvisionnement d'orge laissé par le 7e chasseurs qui l'avait précédé dans cette garnison. L'orge était avariée, les charançons en avaient fait leur proie. De nombreux rapports furent adressés à l'Intendance, au Ministère de la guerre. Il fallut quand même consommer l'approvisionnement.

Qu'advint-il ?

Six mois plus tard l'affection typhoïde sévissait avec forcerage. Grâce aux soins assidus de M. Blin, notre vétérinaire en premier, la mortalité ne fut pas grande ; mais l'année suivante, malgré la plus sage hygiène, malgré l'addition d'un supplément de 400 grammes d'avoine à la ration ordinaire, malgré la suppression des grandes manœuvres, la morve fit son apparition et de nombreuses bêtes durent être sacrifiées.

On peut juger par ces faits de la nécessité d'un régime essentiellement réparateur, et les chevaux de nos services publics, en raison du travail pénible auquel ils sont soumis, le réclament à bon droit.

Travail exagéré. — Dans la séance du 8 mars 1849, de la Société centrale de médecine vétérinaire, M. Bouley s'attache à démontrer que le farcin et la morve sont des maladies exclusivement spontanées, chez le cheval et les animaux de l'espèce chevaline employés aux allures rapides. « *L'exploitation du cheval, comme machine motrice dans les condi-*

tions où elle se fait le plus ordinairement, lui paraît être
une des causes les plus puissantes de sa détérioration et de
son usure ; or, pour lui, la morve en est la conséquence. »

Le savant observateur l'explique par la combustion excessive qui s'effectue chez un cheval en exercice.

« Si nous considérons, d'une part, dit-il, que le travail ou,
» en d'autres termes, les contractions musculaires repétées
» et longtemps soutenues, sont la cause principalement
» efficiente de la morve et du farcin, et de l'autre, que, sous
» l'influence de ces contractions, la fibrine musculaire se
» brûle et se transforme en produits oxydés solubles qui
» passent dans le sang, modifient profondément sa compo-
» sition chimique et ses propriétés, ne serons-nous pas con-
» duit, par ce rapprochement, à concevoir comment s'engen-
» dre et se constitue le germe farcineux ? N'y a-t-il pas lieu
» de conjecturer, en effet, que, sous l'influence de l'oxydation
» musculaire, un ferment morbide se forme ? Ce n'est sans
» doute là qu'une hypothèse ; mais étant admis, que le prin-
» cipe du farcin et de la morve consiste dans un ferment
» morbide dont la formation dépendrait des contractions
» répétées et épuisantes de l'appareil musculaire, on s'expli-
» que comment le travail, sans mesure, a une part si consi-
» dérable dans le développement de ces affections, et l'on
» comprend pourquoi l'alimentation abondante devient un
» moyen de contrebalancer cette cause : les éléments régé-
» nérateurs introduits dans le sang par l'absorption digestive
» fournissant aux muscles oxydés les matériaux de leur
» reconstitution et ayant sans doute aussi la propriété d'an-
» nuler l'action catalytique des produits d'oxydation qui en
» proviennent.

» Si, lorsque tout est prêt dans un organisme épuisé, pour
» l'évolution du farcin, c'est l'appareil lymphatique qui est
» le siége principal de ces phénomènes objectifs, cela ne

« dépendrait-il pas de ce que, à cette époque, la lymphe pui-
» sée dans l'appareil musculaire contiendrait une grande
» proportion de ces produits d'oxydation, propres à jouer le
» rôle de ferment. Ainsi s'expliquerait l'altération du liquide
» lymphatique dans les vaisseaux où il stagne ; et l'inflam-
» mation diffuse qui ne tarde pas à envahir les parois de ce
» canal dans toute son étendue, sous l'influence du liquide
» qu'il contient, lequel serait devenu irritant par suite de la
» fermentation qu'il aurait subie. »

Si le travail exagéré peut déterminer l'éclosion de la
morve et du farcin, il ne faut pas croire que nous admettions
cette cause comme toujours certaine dans ses effets. A défaut
de morve, la typhose, les inflammations aiguës et chroniques
de certains organes, le marasme, etc., etc., tous ces résultats sont subordonnés à la nature du sujet, à son degré de
résistance constitutionnelle ou vitale. Mais en Algérie, nous
dit M. Chevalier, à la suite des longues expéditions et des
rudes épreuves du service en campagne, il survient beaucoup de morve et de farcin. Nous ne saurions émettre un avis
mieux autorisé que celui de ce savant praticien qui compte
vingt-cinq années d'études et d'expériences dans les trois pro-
vinces africaines. On ne saurait nier qu'en présence du nombre considérable de chevaux farcineux qu'il y a à Alger, la
même cause ne puisse être invoquée. Déjà, dans la séance du
13 avril 1870, nous avons appelé l'attention de la Société
protectrice des animaux sur le travail exagéré auquel sont
soumis la majeure partie des chevaux à Alger ; nous persis-
tons à croire que cette cause n'est pas complètement étran-
gère, et si M. Toussenel, leur savant et habile interprète, en
était témoin, peut-être nous menacerait-il de les voir se mettre en grève...

Arrêts de transpiration, influence du climat. — Nous
avons réuni sous ce même chapitre ces deux causes, parce

que dans le cas présent, elles sont sous la dépendance l'une de l'autre.

Les arrêts de transpiration, que l'on invoque comme cause efficiente de la morve, agissent le plus souvent d'une manière lente, progressive, en portant chaque jour une perturbation légère aux fonctions cutanées ; perturbation qui à la longue finit par vicier profondément l'organisme. Or, ces arrêts fréquents et insensibles dépendent de la constitution climatérique du pays.

Pendant l'été, sous l'influence de la chaleur élevée, les animaux sont souvent sous le coup de transpirations abondantes, la peau excède dans ses fonctions, les pores se dilatent, et la sueur ruisselle; viennent les grandes pluies de l'hiver, les répercussions fréquentes s'opèrent et elles ne sont pas sans agir sur les lymphatiques sous-cutanés et leur porter atteinte.

Mais, à cette cause primordiale générale inhérente au climat, qu'on ne saurait éviter, nous avons à en ajouter une deuxième : Les bains de mer.

Les bains qui, pour l'homme sont si salutaires, en ce qu'ils débarrassent la peau de la couche onctueuse sébacée qu'elle secrète, le sont-ils également pour nos solipèdes ?

Nous ne saurions l'admettre. La peau, chez nos animaux domestiques, est recouverte d'un revêtement pileux très fin, très serré, qui retient l'eau, retarde son évaporation. Après la sortie du bain, l'animal ne parvient à sécher qu'après un temps relativement très long. Mais en raison de la lenteur de cette évaporation, une quantité considérable de calorique est absorbée à l'état latent par la vapeur qui se dégage et détermine sur le corps un froid assez intense, bien au-dessous du bain froid $+$ 15°. C'est là, croyons-nous, une cause qui peut militer en faveur du développement du farcin à Alger, où l'on use des bains sans trop de discernement, même par les temps les plus froids de l'année ; où l'on néglige en outre les soins nécessaires pour sécher les animaux et éviter les répercussions cutanées.

Hérédité. -- Nous n'insisterons pas sur l'hérédité ; il nous suffit simplement de prévenir les éleveurs que des cas ont été observés, par des hommes dont on ne saurait mettre en doute le témoignage.

Contagion. — De toutes les causes, cette dernière est bien celle qui semble jouer le plus grand rôle.

Sans nous arrêter à toutes les distinctions qui ont été établies : *Morve aiguë et morve chronique, farcin aigu et farcin chronique*, nous dirons : la morve et le farcin sont contagieux, non seulement entre animaux de la même espèce, mais pour l'homme.

Ce premier point établi, voyons quelles ont été les diverses opinions émises à ce sujet.

Le contage de cette affection entre animaux de la même espèce semble avoir été admis de tout temps. On trouve au 17° siècle cette idée émise par Solleysel, le fidèle rapporteur des doctrines anciennes.

Plus tard, Garsault, parlant de la morve, conseille de faire promptement le sacrifice du cheval infecté, sous peine de voir la maladie se communiquer aux autres.

Lafosse, Bourgelat, Chabert se rangent tour à tour à cette idée.

Mais la contagion de la morve chronique est mise en doute ; soutenue par Fromage de Feugré, cette théorie rallie bientôt l'Ecole d'Alfort tout entière : Girard, Barthélemy, Vatel, Dupuy, Renault, Delafond, etc.

Voici comment s'exprime M. Bouley :

« La morve aiguë est *essentiellement contagieuse* ; contagieuse, par les produits de sécrétion nasale ; contagieuse par le sang ; contagieuse par l'air expiré, par le liquide excrété des ulcères ; contagieuse enfin par tous les tissus des cadavres. »

» Après la fièvre d'incubation virulente, l'animal infecté
sue, pour ainsi dire, le virus par tous les pores. Mais lorsque la fièvre d'incubation s'est produite, que les pustules
se sont formées et ont éliminé le virus qu'elles contenaient,
que le mouvement inflammatoire aigu a cessé, la maladie
» *devient chronique.* »

Or, dans la morve chronique, y a-t-il encore dans l'économie un virus, un germe susceptible de reproduire la maladie
dans un autre organisme? M. Bouley ne le pense pas. Voici
comment il s'exprime :

« Lorsque le mouvement fluxionnaire éliminateur s'est
opéré dans les tissus d'élection, que la crise s'est produite,
le virus a été éliminé, le but de la nature est rempli.... et
la maladie perd ses propriétés contagieuses (1). »

Pour le farcin, voici l'opinion de M. Delafond :

« Aucun fait bien constaté de contagion du farcin chronique n'a été, que nous ne le sachions au moins, rapporté par
les auteurs. »

M. Saint-Cyr, de l'Ecole de Lyon, s'est élevé avec force
contre une semblable théorie, et, après avoir rapporté une
série d'expériences ayant communiqué la morve chronique
à des chevaux bien portants, il conclut en ces termes :

A. — « Il n'y a pas plusieurs espèces de morve, il n'y en
a qu'une, toujours identique au fond, toujours semblable à
elle-même sous les formes d'ailleurs extrêmement variées
qu'elle peut revêtir ;

B. — » Non-seulement la *morve* et le *farcin*, la *morve
aiguë* et le *farcin aigu*, la *morve chronique* et le *farcin*

---

chronique ne sont que des modes de manifestation divers, *d'une seule et même espèce morbide*, mais il n'y a pas de lignë de démarcation tranchée entre l'*état aigu* et l'*état chronique* de ces formes d'une même affection ;

C. — » C'est-à-dire que, entre la morve la plus *aiguë*, capable de tuer en vingt-quatre ou quarante-huit heures, l'animal qu'elle attaque, et la morve la plus *chronique*, compatible pendant des années avec l'exercice à peu près régulier des fonctions, il est possible de placer un nombre infini d'états intermédiaires, plus ou moins rapprochés de ces deux termes extrêmes ;

D. — » On peut donc passer de la forme la plus aiguë à la forme la plus chronique par des gradations presque insensibles qui les relient l'une à l'autre, comme les anneaux d'une longue chaîne relient entre elles les deux extrémités opposées ;

E. — « Dès-lors, les quelques lésions récentes et jusqu'à un certain point *aiguës*, qu'on peut rencontrer chez un sujet atteint de morve *chronique* n'ont pas l'importance et surtout la signification qu'on a voulu leur attribuer ; elles ne font pas que la morve, par le fait de leur présence ait changé de nature ; elles établissent seulement qu'il s'agit d'un de ces chaînons qui relient entre eux le type aigu et le type chronique ;

F. — » Encore moins font-elles que la morve soit ou ne soit pas contagieuse, suivant qu'elles existent ou qu'elles n'existent pas ;

G. — » Bien loin de là, tant que la morve s'accuse par des lésions spécifiques, — que ces lésions soient récentes ou anciennes ; — qu'elles soient aiguës ou chronique, enflammées ou non ; — qu'elles soient développées à la suite d'un mouvement fébrile ou sans susciter de réaction appréciable, — la morve EXISTE TOUT ENTIÈRE, y compris le germe fatal qui en est à la fois l'origine et le fruit ;

H. — » C'est donc une double erreur, — erreur de doctrine et erreur de fait, — que de considérer les lésions chroniques de la morve comme des lésions purement matérielles, organiques, sans spécificité. — L'expérience aussi bien que le raisonnement prouve que ces lésions recèlent encore en elles le virus de la morve, et un virus généralement très actif;

I. — » Donc, sous toutes ses formes, à tous ses degrés, dans tous ses états, à toutes ses périodes, — dans tous les instants de son existence pour tout dire en un mot, — *la morve est contagieuse et facilement inoculable.*

J. — » Donc, il y a *toujours* danger de contagion, non pas danger possible, éventuel, conditionnel, mais danger certain, actuel, toujours menaçant. Est-ce à dire que tout cheval qui aura été en contact avec un cheval morveux devra nécessairement, fatalement, contracter la morve ?

» Non, certes. Mais, est-ce qu'on ne peut passer auprès d'une poudrière, un brandon allumé dans la main, sans y mettre le feu ?

» Et cela empêche-t-il la sentinelle préposée à sa garde de crier à l'imprudent qui voudrait en faire l'expérience : Halte-là... passez au large!...

» Eh bien ! nous, contagioniste, nous sommes cette sentinelle. »

C'est ainsi, que M. Saint-Cyr termine son Etude sur la contagion de la morve. Nous nous rallions à ses idées ; quels que soient, sa période, ses caractères extérieurs, la prudence veut que l'on considère la morve comme contagieuse.

D'ailleurs Delafond et M. H. Bouley, quoique non contagionistes, durent adopter cette opinion, alors que consultés, par le tribunal d'Avallon, ils avaient à donner leur avis motivé sur la question de savoir si la morve chronique était ou non contagieuse.

M. le D\ Jaillard se ralliant à l'idée de Delafond, nous a reproché de ne pas avoir entrepris des expériences d'inoculation, pour confirmer notre thèse sur la contagion. Parce que, dit-il, à Alger, le farcin est presque toujours chronique.

Nous sommes, avant tout, praticien, et les expériences ne nous sont guère permises ? pour dissiper les doutes de M. le docteur Jaillard. nous nous aiderons de l'expérience de notre honoré maître M. Bouley : « Le farcin qu'on appelle chronique, dit il, ne se montre pas d'emblée avec les caractères qui appartiennent à la chronicité. A son début, *les phénomènes inflammatoires qui se manifestent au lieu de son éruption sont des phénomènes aigus ; et il est possible. et probable même qu'à cette époque, les liquides renfermés dans les tumeurs aient des propriétés virulentes* » Ce sont là, les vues d'un non contagioniste. Mais, qui donc oserait nier que la contagion n'a pas été pour beaucoup dans ce développement anormal d'une maladie, que nous avons vue, dans le cours de ces quatre dernières années, sévir sans distinction sur le cheval élevé dans les meilleures conditions d'hygiène et de santé, et sur le malheureux qui souffre la misère.

Qui oserait nier la contagion, alors que, chaque jour, circulent dans les rues de la ville des chevaux aux membres couverts d'ulcères farcineux !... alors que, dans les écuries, fondoucks, auberges, etc., tous chevaux sont reçus sans examen préalable.....

Nous ne craignons pas de le dire et de le répéter hautement, c'est par l'oubli des mesures de police sanitaire édictées contre les maladies contagieuses que s'est produit ce développement anormal du farcin, et c'est à l'autorité qu'incombe la mise à exécution des mesures capables de sauvegarder à la fois les intérêts privés et l'hygiène publique.

SYMPTÔMES

La morve et le farcin se caractérisent par deux genres de symptômes, les uns généraux, les autres locaux.

Symptômes généraux. — Lorsqu'un organisme est sous le coup de la morve et du farcin, il se manifeste des symptômes généraux plus ou moins graves, surtout si la maladie est la conséquence des causes que nous avons indiquées : mauvaise alimentation, répercussions cutanées, en un mot, si elle est spontanée. Dans ce cas, elle s'annonce par une diminution de l'appétit, le poil perd de son lustre, la maigreur s'accentue d'une manière sensible, les forces diminuent ; souvent surviennent des claudications intenses dont la cause et le siége ne peuvent être reconnus. (Nous avons eu un exemple bien marqué de ce fait.) Decubitus prolongé, jetage par l'un des naseaux, quelquefois par les deux ; yeux ternes, sans expression, larmoyants ; le pouls devient irrégulier, l'appétit capricieux ; le flanc est souvent cordé, agité Quelques jours plus tard, apparaissent les symptômes locaux et souvent alors coïncide un amendement notable dans l'état du malade : les animaux reprennent de la gaîté, de l'appétit, la fièvre devient moins intense.

Cet amendement, dans les symptômes généraux, qui se remarque dans toutes les maladies éruptives, peut, pour le farcin, se continuer jusqu'à la guérison complète, si les animaux sont placés dans de bonnes conditions hygiéniques. Il semble alors que le farcin devient local.

Mais, s'il s'agit de morve, et si les sujets sont d'un âge avancé, d'une constitution faible ou entièrement délabrée, les caractères généraux s'aggravent promptement, les animaux maigrissent à vue d'œil, fondent (selon l'expression consacrée), l'appétit devient nul, les forces s'affaissent et le malade succombe bientôt au marasme, — très souvent même les deux variétés de la maladie se compliquent, à cette période, l'une par l'autre.

Symptômes locaux. — Les deux variétés types de l'altération farcino-morveuse se caractérisent, quand elles se manifestent séparément, par deux genres de symptômes parfaitement tranchés, et c'est probablement ce qui les avait fait considérer comme deux maladies distinctes

Pour la morve, c'est : 1° l'engorgement des ganglions sous-glosiens ; 2° l'écoulement nasal (jetage sero-purulent, purulent ou sanieux) ; 3° l'ulcération des voies respiratoires ; 4° l'altération profonde des lobes pulmonaires.

Pour le farcin, l'altération se manifeste à la surface du corps par une éruption affectant des formes variées que l'on a désignées sous les noms de : 1° boutons; 2° cordes; 3° tumeurs ou engorgements.

Mais toutes ces lésions sont toujours les mêmes, quant à leur nature, *leur critérium est un ulcère dont nous allons étudier l'évolution.*

Au point de la surface de la peau où le farcin doit débuter survient une inflammation plus ou moins violente, accompagnée d'un engorgement chaud et douloureux qui se manifeste dans les membres par la claudication.

Si, prévenu par ce signe, on surveille attentivement, on ne tarde pas à voir se former une petite saillie à poils hérissés, à reflet luisant, au centre de laquelle existe une croute qui ne tarde pas à se détacher, laissant à nu un orifice qui semble fait à l'emporte-pièce.

Bientôt après, les bords de l'orifice se fendillent, se renversent en dehors sur eux-mêmes et mettent à nu un ulcère — très restreint à son début, puisqu'il atteint souvent à peine le volume d'une lentille, il ne tarde pas à se creuser en largeur et en profondeur sous l'influence d'une abondante prolifération de cellules subissant promptement le processus destructif.

De sorte que l'aspect de l'ulcère qui, au début, était celui d'une petite plaie creusée en cupule, dont le fond légèrement anfractueux baignait dans un liquide hyalin, est quelquefois, dès le lendemain, doublé en surface et en profondeur et imprégné d'un liquide séro-purulent qui le rend parfaitement caractéristique.

Ces évolutions que nous avons plusieurs fois étudiées à la loupe, ne sont pas toujours aussi bien prononcées chez tous les sujets : elles sont subordonnées à la marche plus ou moins rapide du mal, à la nature du malade, à son état de propreté.

L'ulcère une fois formé, on ne tarde pas à voir se dessiner sous la peau un cordon qui va se dirigeant vers le centre du corps. Quelle que soit la position du chancre farcineux, le cordon qui en émane va toujours de dehors en dedans, de la périphérie au centre. A son début, il est lisse, cylindrique, flexueux, il s'accompagne d'un mouvement inflammatoire qui est d'autant mieux ressenti par le malade que celui-ci est d'une nature plus nerveuse, plus délicate.

Pour la morve, l'ulcération qui se produit sur les voies respiratoires suit à peu près les mêmes phases, mais on ne peut les étudier aussi facilement en raison de la position profonde qu'elle occupe.

Les néoplasies farcineuses se présentent sous des formes variées, depuis celle de nodules du volume d'un grain de mil jusqu'à celle d'un œuf de poule, toutes débutent par l'*induration* et se terminent par le *ramollissement* et l'*ulcération*.

Leurs éléments histologiques consistent dans l'altération de la lymphe, l'inflammation du vaisseau ou du ganglion doublés extérieurement d'une gangue celluleuse indurée prise généralement aux dépens du tissu conjonctif sous-cutané.

Incisés peu de jours après leur formation, ils offrent une très grande dureté, crient sous l'instrument tranchant. Leur coupe est d'un blanc nacré sans apparence de vascularisation, ils sont infiltrés d'une grande quantité de lymphe qui n'a souvent encore rien perdu de son aspect physique.

A une époque plus éloignée de leur formation, boutons ou ganglions présentent un centre ulcéré renfermant une matière séro-purulente, purulente ou crétacée qui s'accroît sans cesse aux dépens de la trame fibreuse environnante.

Contrairement à ce que dit M. Lafosse dans son traité de

pathologie, le ramolissement du bouton commence toujours par le centre et non par la circonférence.

C'est là, en résumé, le tracé pathologique du *Bouton*, de *la corde*, des *engorgements farcineux* ; nous avons toutefois à nous étendre plus longuement sur cette dernière forme de la maladie qui, fort heureusement, ne se manifeste que bien rarement à Alger.

Dans ce mode de manifestation de la diathèse farcineuse, beaucoup plus rare que les autres, et à vrai dire peu guérissable, les néoplasies se produisent non dans les lymphatiques intra-cellulaires sous-cutanés, mais dans le tissu dermique lui-même.

Les capillaires lymphatiques de la peau sont les premiers envahis; l'altération gagne en étendue de bas en haut, et latéralement, et c'est exception quand elle n'occupe pas toute la périphérie du membre. Nous l'avons vue une fois se limiter à la face externe du membre (juin 1871). Au passage des sangles et au poitrail (novembre 1870). Actuellement nous avons en traitement un cheval auquel nous avons dû enlever la peau de la pointe de l'épaule (articulation scapulo humérale) au coude (articulation huméro radiale et cubitale), c'est-à-dire une étendue de 25 à 30 centimètres sur une largeur de 8 à 10 centimètres.

La peau incisée, on constate qu'elle est considérablement augmentée d'épaisseur, sa teinte est d'un jaune citrin, ses éléments anatomiques né sont plus distincts, de distance en distance quelques veinules gorgés d'un sang noir non hématosé : l'aspect général est celui d'une couenne ayant pour éléments histologiques les vaisseaux lymphatiques et les tissus dermiques fortement hyperémiés doublés d'une épaisse couche de tissu cellulaire conjonctif sous-cutané ; bientôt même ce dernier participe en entier à l'inflammation générale et relie intimement l'enveloppe cutanée aux couches musculaires aux os, en un mot aux organes qu'elle recouvre.

A mesure qu'on s'éloigne de la période de début, la peau

perd sa teinte citrine, elle devient alors d'un blanc mat ; c'est à cette période que son étude offre surtout de l'intérêt.

Le farcin a alors subi la transformation suppurative, et les lymphatiques, qui au début étaient gorgés de lymphe et difficilement percevables, offrent le même aspect que ceux des poumons dans le cas de morve chronique.

La peau en effet est farcie de nodules du volume d'un grain de chénevis, d'autant plus intéressants à étudier que souvent agminés sur le même point, en plus ou moins grand nombre, ils se présentent à des âges différents.

Quelques-uns sont simplement sero-purulents, d'autres remplis d'un pus blanc nacré, d'autres enfin formés de matière crétacée.

Plus tard, souvent même à cette époque, existent un ou plusieurs ulcères, présentant les caractères du chancre farcineux dans toute sa laideur. Il n'est pas rare de les trouver accompagnés de quelques clapiers sous-cutanés dont la formation serait due, selon nous, à la stase sanguine qu'a dû amener l'inflammation qui caractérise le début du mal.

Cette variété du farcin est la plus grave, parce qu'elle persiste toujours ou du moins assez longtemps pour amener des désordres profonds tellement considérables que l'animal qui en a été affecté reste toujours impropre à tout service s'il ne devient un agent d'infection.

Le plus souvent, elle se termine par le farcin général ou par la morve.

NATURE DE LA MALADIE ET TRAITEMENT

Le but que nous poursuivons, nous ne saurions pas l'oublier, est d'éclairer tout ceux qui pourront nous lire et de les

mettre en garde contre les dangers de l'infection farcino-
morveuse.

Or, de grandes discussions scientifiques sur la nature
de la maladie seraient oiseuses, pour la majeure partie de
nos lecteurs, peu versés dans la science médicale.

En parlant du traitement, nous nous bornerons donc à
un simple exposé des théories admises.

La morve est-elle susceptible de guérison ?

Tous les auteurs sont unanimes pour la considérer comme
incurable. Mais, comme le dit M. Lafosse : « Très exception-
nellement, lorsqu'elle est au début et peu grave, elle peut
céder, soit à la médication, soit à la cessation des causes,
ou bien à l'intervention d'influences hygiéniques favorables. »

Pour nous, tout traitement doit être rejeté : 1° parce qu'il
serait sans résultat ; 2° parce qu'il permettrait à la maladie
de se répandre, de se généraliser.

Le farcin est-il, plus que la morve, susceptible de guérison ?

M. Lafosse exprime beaucoup de doutes. Voici ce que nous
dit M. Bouley : « Le Farcin ne comporte dans aucun cas un
pronostic favorable, d'autant surtout qu'en même temps que
s'accomplit extérieurement le processus morbide qui en est
la manifestation saillante, il y a de fortes présomptions,
comme l'expérience en témoigne trop souvent, qu'un processus semblable a lieu du côté des organes viscéraux, le
poumon notamment, et marche parallèlement au premier
mais d'un pas plus lent. »

Ce qui revient à dire : que le plus souvent la morve complique le farcin.

M. le docteur Roll, professeur à l'Institut vétérinaire de
Vienne (Autriche), pense que le traitement peut être tenté au
début, mais il prétend que souvent il est infructueux, parce

que, comme M. Bouley, il a vu les symptômes de la dys-
crasie morveuse intervenir et entraîner la mort de l'animal.

En Angleterre, Percivall déclare avoir employé sans succès : le mercure, l'arsenic, le cuivre, le fer, le plomb, le
zinc, l'antimoine, le barium, le manganèse, le soufre, l'ammo-
niaque, la potasse fondue, les acides nitrique et prussique,
le chlorate de potasse, l'aconit, la belladonne, les canthari-
des, le quinquina, le copahu, etc., etc Quelques-uns de ces
remèdes, notamment le chlorure de barium, lui avaient paru
posséder des propriétés anti-farcineuses, mais l'expérience
a fini par démontrer qu'ils ne valaient pas plus que les autres.

En France, l'onguent fondant de Girard, le topique Ter-
rat, l'onguent résolutif de Lebas, ont été, tour à tour, prônés
et rejetés.

En Italie, le professeur Socrate Cadet, considérant la
morve comme une maladie due à des parasites, préconise
l'Etiops minéral (sulfure de mercure), nous croyons que cette
médication est appelée à subir le même sort que toutes celles
mises à l'essai par le vétérinaire anglais.

En Allemagne, M. Muller a reconnu dans le sang des chevaux morveux la présence de bacteries analogues à celles
du charbon.

MM. Christot et Kienner ont reconnu la présence de bacteries dans les humeurs des animaux farcino-morveux et la con-
comitance de la leucocytose.

M. Zurn a trouvé dans le sang et les ganglions lymphatiques de chevaux morveux de nombreux micrococus.

L'idée d'attribuer la genèse de la morve et du farcin à des
moisissures, à des bacteries ou des bactéridies, est toute
nouvelle en France ; nos connaissances microscopiques étant
trop imparfaites pour nous permettre de contrôler semblables
observations, nous devons au bienveillant concours de M. le
docteur Jaillard l'examen : 1° *Du sang;* 2° *D'ulcères de la
pituitaire ;* 3° *De boutons farcineux ;* 4° *D'ulcères farcineux*

au douzième jour de leur formation, et qu'aucun médica-
ment n'était venu modifier, examen qui a été négatif et ne
fait que confirmer les doutes émis par MM. de Segnes et de
Bary à l'académie des sciences (séance du 8 janvier 4872) sur
la véracité des observations microscopiques des savants d'ou-
tre-Rhin.

Pour la plupart des vétérinaires français, la morve et le
farcin sont des altérations humorales, critiques, virulentes,
ayant leur siége dans les liquides circulatoires.

Pour nous, et ce fait ressort des observations faites dans
le cours de ces quatre dernières années, la morve et le farcin
sont des altérations localisées dans le système lymphatique
d'abord ; mais susceptibles de devenir générales et d'infecter
l'économie tout entière, selon l'acuité plus ou moins grande
qu'elles revêtent.

La localisation de l'affection farcino-morveuse, à son début, pouvant
donner lieu à de nombreuses objections, il est de notre devoir d'exposer
notre thèse.

C'est là, selon nous, le grand point litigieux, car c'est sur lui que repo-
sent les données de l'opération.

A la suite d'études faites pour connaitre la durée d'incubation du virus et d'expériences entreprises par Renault à l'école d'Alfort, se confir-
ma ce fait :

*« Que le virus morveux, inoculé sur une partie quelconque du corps,
peut être absorbé en moins d'une heure. »* — Compte rendu de l'Académie
des Sciences, 1848.

Quelles sont les voies par lesquelles s'opère cette absorption ?

Sont-ce les vaisseaux veineux ?

Sont-ce les vaisseaux lymphatiques ?

La plupart des expériences qui ont été faites sur l'absorption des
substances toxiques tendent à faire supposer que cette absorption a
lieu par les veines. Mais, nous dit Béclard, « de ce que les veines absor-
bent principalement les liquides, il ne faut pas conclure rigoureusement
que l'absorption intime des humeurs animales se fait aussi de même
uniquement par les veines. »

Supposons, toutefois, qu'elle se produise par les veines : qu'en résultera-t-il ?

Le virus une fois absorbé et introduit dans la circulation, une infection générale doit *promptement* se produire. Sans tenir compte de la vitesse du sang dans les divers départements de l'appareil vasculaire, selon les expériences de Volkmann, Lenz, Hering, le virus doit être généralisé dans l'économie en 25 ou 30 secondes.

Sont-ce là les phénomènes qui caractérisent la morve et le farcin ?

Quelle que soit son acuité, la maladie se manifeste-t-elle par une infection générale ?

Evidemment non.

Et, à l'appui, nous pouvons citer le relevé statistique de 174 cas.

Du 1er AVRIL 1869 AU 1er JUIN 1872.

FARCIN

	CHEVAUX.	MULETS.
Au membre antérieur gauche........ ,..........	15	34
Au membre antérieur droit......................	9	27
Aux deux membres antérieurs (simultanément)..	11	5
Aux deux membres postérieurs (droit ou gauche).	8	19
A l'encolure............	5	3
Pour engorgement, face externe, m. ant. g...... .	1	»
Par engorgement aux membres....................	2	1
Par engorgement au poitrail............	1	»
Compliqué de morve aiguë......................	»	4
Compliqué de morve chronique....................	2	»
Sur les côtes ......·...	2	»
Apparaissant sur diverses régions successivement au poitrail, au passage des sangles, dans les mamelles, dans les bourses, les testicules	17	8
	73	101

Mais ces manifestations du mal pouvant paraître suspectes, nous y ajouterons le compte rendu succinct de quatre autopsies :

Le 27 juillet 1869, un cheval succombe à une entérite sur-aiguë (entérorrhagie, tranchées rouges) il porte à l'avant-bras droit les traces du farcin opéré le 21 mai de la même année — il reste encore quelques boutons incomplètement cicatrisés et un léger engorgement du membre.

— Je résolus de faire l'autopsie — l'examen des poumons, des bronches, des ganglions lymphatiques ne décela pas la plus légère lésion.

Avril 1870, un mulet succombe à la suite d'une chute dans les brancards et de la compression violente du thorax — l'animal a eu le farcin au mois de janvier, a été opéré presque au début et était considéré comme guéri ; à la fin février, il avait repris son service. Nos recherches pour constater la présence des tubercules sont vaines ; les poumons et les ganglions lymphatiques sont entièrement sains.

Septembre 1869, un cheval depuis longtemps infecté est cependant opéré le 10 septembre; malgré l'opération, la maladie progresse. Fin décembre, l'animal est abattu comme incurable. L'autopsie nous dévoile la présence de tubercules miliaires nombreux et à différents âges dans les deux lobes, altération profonde des ganglions pectoraux, ulcères sur la pituitaire, etc.

Au mois d'octobre 1871, deux chevaux nous sont présentés, l'un d'eux, reconnu morveux, est abattu ; le 15 avril 1872, le second cheval nous est ramené sous le coup du farcin ; deux mois après il est abattu comme incurable (pas de jetage, pas de glande, pas d'ulcère sur la pituitaire), l'autposie nous dévoile toutes les lésions de la morve et du farcin aigus entées sur celles de la morve chronique.

Ne trouve-t-on pas là, la preuve d'une infection primitivement locale et peut-on nier que ce n'est que par les progrès du mal que l'altération se généralise ?

Or, en serait-il ainsi si le virus absorbé par les radicelles veineuses était transporté sur tous les points de l'économie par le torrent circulatoire général ?...

Examinons maintenant, ce qui doit se passer si le virus est absorbé par les vaisseaux lymphatiques.

Grâce aux travaux de Fohmann, Panizza, Cruveiller, on sait que tout lymphatique a pour point de départ un réseau, lequel réseau a pour élément des capillaires d'une extrême ténuité, anastomosés et entrecroisés de mille manières, plus superficiels que les artères et les veines, et qui constituent par les surfaces qu'ils occupent la dernière limite des organes.

Or, nous dit M. Chauveau, dans son traité d'anatomie : « Les vais» seaux lymphatiques de la peau sont très nombreux et forment deux
» réseaux: l'un à mailles, extrêmement fines, occupe l'épaisseur de la
» couche la plus superficielle du derme ; l'autre, placé sous la face pro» fonde du tégument, comprend des vaisseaux plus volumineux que le

» premier........ Les lymphatiques sont loin d'être également dévelop-
» pés dans toutes les régions ; on est cependant d'accord pour reconnai-
» tre qu'aucune ne s'en trouve dépourvue... Les vaisseaux lymphatiques
» suivent le trajet des veines et se divisent comme celle-ci en vaisseaux
» superficiels et en vaisseaux profonds; ils se dirigent toujours de la
» périphérie au centre traversent un ou plusieurs corps glandiformes et
» viennent se diviser dans deux troncs principaux : le canal thoracique
» et la grande veine lymphatique droite qui à leur tour se jettent
» dans le système circulatoire général à l'origine de la veine cave anté-
» rieure. »

Si maintenant que nous connaissons leur disposition anatomiques
nous considérons comment s'effectue le trajet de la lymphe, nous trou-
vons dans Beclard les données suivantes ; « Chez l'homme et les mam-
» mifères, la circulation de la lymphe est due à peu près exclusivement
» à la contraction des tuniques des vaisseaux lymphatiques. En se con-
» tractant, elles pressent sur le liquide contenu dans leur intérieur, mais
» cette contraction aurait une égale tendance à faire fuir le liquide en
» avant et en arrière du point contracté, s'il n'y avait dans l'intérieur
» de ces vaisseaux une disposition organique qui détermine la direction
» du courant. Cette disposition organique consiste dans la présence de
» valvules qui agissent à la manière de soupapes laissant passer l'on-
» dée liquide, et qui en se redressant ensuite dans l'intérieur du vais-
» seau, s'opposent à son reflux en sens opposé... A ces contractions
» viennent s'ajouter les mouvements de locomotion et de contraction
» musculaire, les phénomènes mécaniques de la respiration et, enfin, la
» poussée de l'ondée liquide. »

En raison de l'absence d'un organe central d'impulsion on conçoit
combien le cours du chyle et de la lymphe doit être variable et subor-
donné à l'état d'intégrité des membranes. D'après les expériences de
M. Colin, la poussée de l'ondée serait à l'état sain de 2 centimètres 1/2
par seconde. Mais, nous l'avons dit, les vaisseaux lymphatiques sont
pourvus d'un ou de plusieurs ganglions. Ces ganglions, comme les injec-
tions mercurielles le démontrent, sont entièrement constitués par les
capillaires lymphatiques pelotonnés sur eux-mêmes.

Malpighi, Cruiksank, Beclard les considèrent comme étant la cause
la plus efficiente du ralentissement du cours de la lymphe et du
chyle.

Maintenant, si nous considérons comment se comportent les vaisseaux
lymphatiques vis-à-vis des vaisseaux artériels et veineux, nous voyons
que la majeure partie des anatomistes les reconnaissent comme tout à
fait indépendants.

Le farcin, que nous avons journellement à combattre, a une marche lente, progressive, en tout identique avec la circulation lymphatique, et c'est ainsi que se trouve confirmée la nécessité de l'opération et la véracité de notre thèse

C'est sur cette thèse que se trouve basé notre mode de traitement.

En France, en Angleterre, en Autriche, en Italie, nous l'avons vu, la maladie revêt une acuité tellement grande, que tous les auteurs sont unanimes pour la considérer comme inguérissable et fatalement mortelle.

En Algérie, au contraire, l'altération se termine le plus souvent par la guérison.

C'est ainsi que sur un relevé de 174 cas pris du 1er avril 1869 au 1er juin 1872, *douze* seulement ont été livrés au couteau de l'écarisseur ; le reste, 162, sont reconnus ou considérés comme guéris.

Que sur ces 162 cas, plusieurs aient succombé à une recrudescence du mal, nous ne saurions le nier, il ne nous a pas été donné de les suivre tous jusqu'à ce jour ; mais ce que nous pouvons affirmer, c'est que bon nombre nous ont été présentés depuis, sans la plus légère trace de l'altération... C'est que, sur trente-huit bêtes contaminées en 1869 et 1870 chez M. Mayoux, entrepreneur du port, pas une n'a succombé !...

Le farcin, avons-nous dit, se présente sous forme de *bouton*, de *corde* ou d'*engorgement diffus*. Dans ce dernier mode de manifestation, la diathèse farcineuse a surtout son siége dans le derme lui-même qu'elle altère profondément et le mal progresse avec rapidité sans qu'on puisse lui opposer d'obstacle. C'est la variété qui se présente presque toujours en Europe.

En Algérie, au contraire, le farcin, plus lent et plus régulier dans sa marche, envahit d'abord les vaisseaux sous-cutanés ;

qu'il se présente à l'encolure, sur le tronc ou sur les membres, on le voit revêtir la forme de boutons ou de cordes parfaitement circonscrites, d'où la possibilité d'user du bistouri pour arrêter le mal et prévenir sa diffusion.

La preuve bien certaine que le climat joue un grand rôle dans l'évolution, la marche et la terminaison de cette maladie, pourrait être établie par la statistique des saisons.

C'est, en effet, pendant la période hivernale que le farcin sévit (novembre, décembre, janvier, février et mars), tandis qu'il s'atténue en avril et mai. En été, les cas sont rares et moins rebelles.

Grâce à la forme que revêt le farcin en Algérie, nous avons pu user avantageusement du bistouri, et nous croyons ne pas être trop osé dans nos assertions en lui attribuant les heureux résultats que nous avons obtenus.

L'opération, pour être pratiquée avec avantage, exige une sérieuse attention et des connaissances anatomiques très exactes. Les vaisseaux lymphatiques ont généralement pour satellites des veines ou des artères, les premiers surtout ; on comprend, combien il serait dangereux de les intéresser, ce n'est donc que par une dissection pratiquée avec le plus grand soin que l'on peut arriver à extraire les cordons ou les ganglions altérés.

Dans certains cas, l'altération farcineuse a transformé le lymphatique et les tissus ambiants en une gangue cellulo-fibreuse très dure qui enveloppe complètement les vaisseaux et adhère même à leur tunique. Dans ce cas, il est bon de faire de grands débridements, d'enlever le plus possible et de mettre à nu les points ulcérés que l'instrument tranchant ne saurait atteindre sans danger, puis cautériser pendant plusieurs jours avec la solution suivante :

Deuto-clorure de mercure................ 1

Alcool................................... 5

Dans les cas, et ils sont les plus nombreux, où l'opération peut être complète, la plaie qui en résulte est souvent de mauvaise nature. Nous devons à l'obligeance de M. Lauras, pharmacien, la préparation d'un médicament qui nous a donné de très bons résultats comme modificateur, ramenant promptement à la cicatrisation ces plaies qui, presque toujours, ont, au début, une tendance à l'ulcération.

Nous croyons bien faire d'en donner la composition et le *modus faciendi.*

Solution de sulfate de peroxyde de fer.
(Hydrate hemostatique de Monsel.)

Eau distillée........... ....·... 100 grammes.
Acide sulfurique. 10   —

On porte à l'ébullition dans une capsule de porcelaine de demi-litre, et on ajoute :

Sulfate de peroxyde de fer........ 50 grammes.

Après dissolution complète, on verse peu à peu dans le liquide bouillant :

Acide azotique à 35°.............. 16 grammes.

Lorsque le dégagement tumultueux de vapeurs rutilantes est terminé, on ajoute successivement par portions :

Sulfate de peroxyde de fer......... 50 grammes.

La dissolution de cette dernière quantité de sulfate de peroxyde de fer produit de nouvelles vapeurs rutilantes et fait disparaître l'excès d'acide azotique.

On complète le volume de 100 grammes avec une quantité suffisante d'eau distillée ; on laisse refroidir et on filtre.

La solution est limpide, d'un rouge brun très foncé, inodore, d'une saveur extrêmement astringente, et sans causticité. Elle marque 45° au pèse-sels.

Concentrée par l'ébullition, elle prend la consistance de miel ; et si dans cet état on l'étend en couches minces sur des plaques de verre et qu'on la dessèche dans l'étuve à la température de 35 à 40°, on l'obtient en écailles jaunes rougeâtres, transparentes comme celles que donnent le citrate, et le tartrate de fer.

La solution de sulfate de peroxyde de fer donne, avec les liquides albumineux tels que le sang, le blanc d'œufs, etc., un caillot volumineux, résistant et complètement insoluble. (*Extrait du formulaire pharmaceutique à l'usage des hôpitaux militaires.*)

La cautérisation au fer rouge, préconisée par Renault et plus tard par M. Parchappe pour la destruction des substances virulentes et toxiques, est très avantageuse ; c'est le moyen le plus sûr, le plus énergique, le plus expéditif pour la destruction des ulcères. Il offre un double avantage : 1° celui de détruire les chairs fongueuses et la sanie des ulcères ; 2° celui de produire dans les parties voisines une excitation favorable à la guérison.

Pour être efficace et déterminer le moins de douleur au patient, la cautérisation doit être pratiquée à l'aide de cautères chauffés au *rouge-blanc*.

Il ne tarde pas à se produire une inflammation éliminatrice qui détermine la chute de l'eschare formée aux dépens des tissus altérés de l'ulcère et laisse à nu une surface bourgeonnée qui ne tarde pas à cicatriser.

Mais là, se bornent pour nous toutes les indications du cautère.

Ponctionner à l'aide du fer rouge, *les cordes* farcineuses, c'est, selon nous, un procédé digne de la pratique des hippiatres des siècles passés ; un procédé digne de l'ignorance des Arabes ou autres guérisseurs dépourvus de toute con-

naissance anatomique, procédé contraire à toute notion médicale et chirurgicale et qui nous reporte un siècle en arrière, justifie ces paroles du fondateur de nos écoles et les rend vraies encore de nos jours : « Jusqu'alors, dit-il, armé du fer
» et du feu, on brûlait, on coupait indistinctement au milieu
» des ténèbres épaisses qui voilaient la structure et l'usage
» des parties sur lesquelles on opérait. Rien de rationnel :
» nulle vue, nulle méthode, nulle trace, du plus léger progrès
» de la chirurgie des animaux. » Comment faire, en effet, pour arriver à détruire à l'aide du cautère toute une corde qui souvent a son point de départ à la partie inférieure du membre et se termine à l'entrée du thorax, ou qui, partant du bord supérieur de l'encolure, vient se perdre au golfe des jugulaires.

L'opération que nous préconisons aujourd'hui, nous ne sommes pas seuls à l'avoir expérimentée et en avoir reconnu les bons effets. Plusieurs praticiens, entre autres MM. Viardon, à Blida, Lagardère, à Alger, l'avaient, avant nous, employée avec succès.

Pour les engorgements diffus qui envahissent quelquefois les membres, le bistouri ne saurait le plus souvent avoir sa raison d'être ; mais nous l'avons dit : ici, comme en France, ce farcin a presque toujours une terminaison fâcheuse.

Enfin, ajoutons que toutes les fois que nous avons eu à traiter un farcineux, nous nous sommes aidé des purgations auxquelles nous avons fait succéder un traitement analeptique susceptible de rétablir, le plus proprement possible, les forces vitales de l'organisme.

Ainsi que nous venons de le voir, la maladie se termine à Alger, le plus souvent par la guérison. C'est sans doute là le motif qui, jusqu'à ce jour, a fait abandonner toute mesure sanitaire.

Mais, de ce que la guérison est le fait le plus fréquent, s'en, suit-il que l'on doive négliger toute mesure pour en limiter l'extension ?

Mais, est-ce que l'animal qui tombe sous le coup du farcin ne subit pas une dépréciation considérable ? Est-ce que son traitement n'est pas toujours très onéreux pour son propriétaire ?

Pouvons-nous oublier enfin, que la maladie est non seulement contagieuse entre animaux de la même espèce, mais aussi qu'elle se transmet à l'homme, et ce fait seul n'est-il pas assez puissant pour motiver la mise à exécution des articles 459, 460 et 461 du code pénal !

« Art. 459. — Tout détenteur ou gardien d'animaux ou de bestiaux soupçonnés d'être infectés de maladie contagieuse qui n'aura pas averti sur le champ le maire de la commune où ils se trouvent et qui, même avant que le maire ait répondu à l'avertissement, ne les aura pas tenu renfermés, sera puni d'un emprisonnement de six jours à deux mois et d'une amende de seize francs à deux cents francs.

» Art. 460. — Seront également punis d'un emprisonnement de deux mois à six mois et d'une amende de cent francs à cinq cents francs, ceux qui, au mépris des défenses de l'administration, auront laissé leurs animaux ou bestiaux infectés communiquer avec d'autres.

» Art. 461. — Si de la communication mentionnée au précédent article, il résulte une contagion parmi les autres animaux, ceux qui auront contrevenu aux défenses de l'autorité administrative seront punis d'un emprisonnement de deux à cinq ans et d'une amende de cent francs à mille francs : le tout sans préjudice de l'exécution des lois et règlements relatifs aux maladies épizootiques et de l'application des peines y portées. »

A ces articles nous pourrions joindre l'arrêt du Conseil d'Etat du 16 juillet 1784 qui s'applique spécialement à la morve, mais cela nous entraînerait trop loin.

La France n'a pas été seule à prendre des mesures contre les maladies contagieuses de nos animaux domestiques.

La Belgique jouit d'une législation en tout semblable à la nôtre.

Les mesures édictées contre ces maladies en Autriche sont plus sévères et ne sauraient être appliquées dans ce pays.

Enfin, comme on peut s'en convaincre par l'article 57 de la loi générale votée le 9 août 1869, le parlement anglais n'a pas oublié de se prémunir contre les dangers de la morve.

SECONDE PARTIE

PATHOLOGIE COMPARÉE

MORVE ET FARCIN CHEZ L'HOMME

Nous l'avons dit en commençant, faire l'historique de la maladie chez le cheval, indiquer sa gravité, le traitement qui nous a donné les plus heureux résultats, traiter, en un mot, d'une simple question médicale eut été peut-être un travail intéressant pour quelques personnes spécialement intéressées dans la question ; mais notre but n'eut pas été atteint.

La tâche que nous nous sommes imposée, par l'étude de cette maladie, a un but essentiellement humanitaire.

Non-seulement nous voulons montrer au public combien il est urgent qu'il prenne toutes les mesures sanitaires désirables pour se préserver du fléau qui met en péril sa fortune privée, mais aussi et surtout nous voulons lui montrer combien il expose, par une ignorance regrettable, par un sentiment de cupidité trop souvent exagéré, à un danger imminent son existence, celle de sa famille, celle de ses semblables. . . .

La transmission de la morve et du farcin du cheval à

l'homme est un fait rare, disent beaucoup de médecins, et la plupart semblent la mettre en doute.

Ce qui semble le prouver, c'est que, dans l'espace de cinq années, avec le grand nombre de chevaux qui ont été infectés, avec le laissé-aller qui a présidé au traitement de ces malades, un seul cas de farcin a été signalé à l'hôpital civil de Mustapha.

Nous ne pouvons que nous réjouir de cette immunité qui a préservé tous les imprudents chargés du soin des nombreux chevaux morveux et farcineux que nous avons remarqués.

Mais cet accident *unique* est il l'expression fidèle de la vérité ? Et alors, cemment concilier ce fait isolé, avec ce que nous dit le docteur Veyssière de l'hôpital civil et militaire de Stenay : « *La morve fait chaque année plus de victimes que la rage.* »

Nous ne saurions mettre en doute le savoir de nos médecins, mais, comme l'a dit Bouillaud, tous les médecins ne connaissent pas bien la morve de l'homme et souvent elle passe inaperçue, confondue avec les fièvres graves et les résorptions purulentes.

Quoi qu'il en soit, nous avons cru qu'il était de notre devoir de donner un simple aperçu de cette affection chez l'homme, pour cela nous avons puisé d'une façon à peu près exclusive dans les travaux des médecins, à cette fin d'éviter le reproche de contagioniste quand même.

Donc, dans l'étude qui va suivre, nous nous contentons du rôle de rapporteur, laissant à nos lecteurs le soin de juger si la gravité de la maladie est bien réelle et non un effet de notre imagination par trop timorée.

De tous les médecins qui se sont livrés à l'étude de l'affection farcino-morveuse, Rager mérite le premier rang. A la suite d'un cas d'observation de morve aiguë chez l'homme, il se mit en quête de tous les cas de morve et de farcin à l'état aigu et chronique observés en Allemagne, en Angleterre, aux État-Unis, en Italie et en France, faits qui mirent hors de doute que la morve et le farcin sont susceptibles de se développer chez l'homme à la suite de l'inoculation d'une matière morveuse et farcineuse.

Ce travail de Rayer remonte à 1837. A cette époque, nous l'avons dit, l'Ecole d'Alfort était non contagioniste. Les débats portés au sein de la Société de Médecine furent longs et orageux ; mais la lumière se fit et mit à jour un fait important de pathologie comparée que ni les médecins ni les vétérinaires ne devraient oublier. (1)

Rayer a suivi les mêmes divisions que les vétérinaires avaient adoptées :

I. *Morve aiguë*, correspondant à la morve aiguë farcineuse du cheval, pouvant revêtir trois formes pricipales : 1° morve pustuleuse ; 2° morve aiguë gangréneuse ; 3° morve aiguë pustuleuse et gangréneuse.

II *Farcin aigu.*

III. *Morve chronique*, mais presque toujours précédée du farçin.

IV. *Farcin chronique.*

Rayer rapporte, avec tous les détails possibles :

1° — 9 cas de *morve aiguë* chez l'homme, produits par infection, qui tous se sont terminés par la mort.

2° — 6 cas de *morve aiguë* chez l'homme, produits par inoculation : 5 se sont terminés par la mort, 1 par guérison.

3° — 15 cas de *farcin aigu* chez l'homme : 9 se sont terminés par la mort, 6 par guérison.

4° — 3 cas de *morve chronique*, dont 2 se sont terminés par la mort.

---

(1) Mémoires de l'Académie de Médecine, T. VI.

5° — 7 cas de *farcin chronique* : 1 seul a amené la
mort ; mais les 8 autres ont exigé un traitement qui a varié entre trois ans, maximum, et
huit mois, minimum.

De cet exposé, il semble résulter de la manière la plus évidente que la morve et le farcin, à l'état aigu ou à l'état chronique, sont susceptibles de se communiquer à l'homme. Ce point étant bien et dûment établi, on nous permettra de critiquer la classification adoptée par Rayer.

Il est rare que chez l'homme les deux variétés ne se présentent pas simultanément ; presque toujours, quand la morve frappe, qu'elle soit aiguë ou chronique, il est rare qu'elle ne se complique du farcin, le plus souvent même cette dernière forme précède.

Le docteur Marchant (de Charenton) a désigné l'affection qui nous occupe sous le nom d'*affection farcino-morveuse*, et il l'a divisée ainsi qui suit :

Affection farcino-morveuse. ....
- Morve simple.
- Farcin.
  - simple.
  - grave.
    - 1° Sans altération chronique des fosses nasales et se terminant le plus souvent par la morve aiguë ;
    - 2° Avec altération chronique des fosses nasales (morve chronique).

Quoique pénétré de cette idée que, chez l'homme, le farcin vient presque toujours compliquer la morve, le docteur Marchant a cru devoir faire aux idées du temps une concession : il a conservé la division en morve aiguë et farcin, et s'est contenté de ranger la morve chronique dans la catégorie du farcin grave.

Aux médecins appartient d'élucider cette question, sur laquelle nous ne saurions insister plus longtemps, sans crainte de nous voir reprocher de nous emparer d'une question qui n'est pas nôtre.

Nous croyons rester encore dans les limites que nous nous sommes imposées en rapportant les conclusions de M. Veyssière, médecin en chef de l'hôpital de Stenay :

1º L'air que nous respirons peut servir de moyen de contagion ;

2º Elle se communique de l'homme à l'homme ;

3º Elle conduit constamment au trépas après avoir fait passer sa victime par une succession de souffrances et de désorganisation générale.

Pour ce qui est de la contagion, de malheureux faits prouvent de la manière la plus irrécusable que des individus ont été contaminés pour avoir couché dans des écuries où se trouvaient des chevaux morveux.

Quant à sa transmission de l'homme à l'homme, on peut citer à l'appui ce malheureux fait : « Un étudiant s'inocule la morve ; — plus tard, il la transmet à un de ses amis qui lui donnait des soins. » Sa terminaison est presque toujours mortelle. — *Morve et guérison* a dit M. Bouley, *voilà deux mots qui ne concordent guère ;* et c'est malheureusement trop vrai pour l'espèce humaine.

Cependant quelques rares cas ont été signalés. Nous nous bornerons à celui rapporté en 1857 par le docteur Bourdon, médecin de l'hôpital Lariboissière, cas sur lequel l'Académie de médecine fut appelée à apporter sa consécration.

La commission composée de Rager, Hervez de Chegoin et et H. Bouley, dut approuver cet heureux cas de sauvetage ; mais elle l'attribua surtout à ce que la morve s'était jugée par des abcès extérieurs (farcin) plus encore qu'au traitement sage et rationnel de M. le docteur Bourdon.

Enfin, en terminant, disons que, jusqu'en 1851, on avait cru que l'affection farcino-morveuse ne pouvait se présenter chez l'homme qu'à la suite d'inoculation ou d'infection. Or, à cette époque, au grand étonnement du monde médical, le docteur Teissier, médecin de l'Hôtel-Dieu de Lyon, faisait connaître dans la gazette médicale UN FAIT DE MORVE SPONTANÉE RECUEILLI CHEZ UNE FEMME AGÉE DE 47 ANS.

Les recherches les plus minutieuses semblent prouver que cette femme n'avait jamais été en contact avec des chevaux, n'avait jamais eu de relations avec des cochers, des palefreniers ou des soldats.

Entrée à l'Hôtel-Dieu le 8 juin, elle succombait le 22 du même mois à une affection que les observations répétées de MM. Candy, Dime, Perrin, Peyraud et Lecoq (directeur de l'école vétérinaire), établirent comme étant la *morve aiguë*. Comme preuve à l'appui, c'est que l'inoculation pratiquée par M. Saint-Cyr, transmit cette maladie au cheval.

De tous ces faits, il résulte que la morve est une affection grave qui mérite de fixer l'attention des hommes quelque peu philanthropes, et celle de l'autorité, dont la sollicitude visà-vis des imprudents que l'instruction n'a pu éclairer, ne saurait jamais avoir de trève.

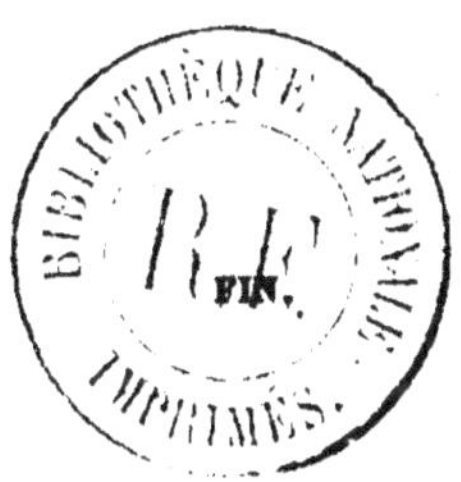

FIN.